Docteur Pierre DÉRIBÉRÉ-DESGARDES

DE LA FACULTÉ DE MÉDECINE DE PARIS

DES ARTHROPATHIES CHEZ LES HÉMOPHILES

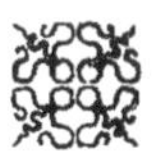

PARIS

HENRI JOUVE, ÉDITEUR

15, rue Racine, 15

1909

Docteur Pierre DÉRIBÉRÉ - DESGARDES
DE LA FACULTÉ DE MÉDECINE DE PARIS

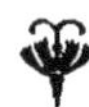

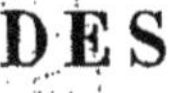

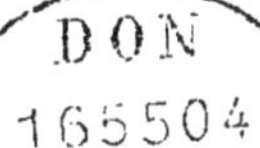

DES ARTHROPATHIES CHEZ LES HÉMOPHILES

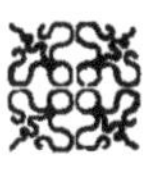

PARIS
HENRI JOUVE, ÉDITEUR
15, rue Racine, 15
1909

A MON PÈRE

A MA MÈRE

MEIS ET AMICIS

DES
ARTHROPATHIES
CHEZ LES HÉMOPHILES

AVANT-PROPOS

Au mois de mai 1909, nous avons eu l'occasion d'observer dans le service de M. le professeur agrégé Méry, un enfant de sept ans atteint d'hémophilie et présentant des manifestations articulaires.

Sur ses conseils nous nous sommes proposé d'étudier dans ce travail les manifestations articulaires hémophiliques et leur traitement par les injections de sérum sanguin frais d'après la méthode du Dr P. Emile-Weil.

Après avoir étudié sommairement l'historique de ces manifestations articulaires, nous en retracerons successivement l'étiologie, la symptomatologie, l'anatomie pathologique, la pathogénie, le diagnostic ; nous insisterons davantage sur les rapports des arthropathies hémophiliques avec la grande hémophilie familiale et sur leur traitement par les injections de sérum sanguin frais.

Mais avant d'entreprendre ce travail nous devons exprimer notre reconnaissance à tous ceux qui furent nos maîtres dans la science médicale ou qui ont bien voulu nous aider de leurs conseils et de leurs lumières pour la rédaction de ce travail.

Tout d'abord nous exprimerons notre gratitude à nos premiers maîtres de l'école de Médecine de Poitiers et en particulier à M. le Dr Chrétien, agrégé, professeur de clinique chirurgicale, dont nous avons pu pendant plusieurs années apprécier le dévouement.

Pendant notre passage à Paris, nous avons successivement suivi les leçons de M. le professeur Pinard, puis de M. le professeur Broca, enfin M. le professeur Méry qui pendant un an nous prodigua son enseignement et ses conseils à l'hôpital des Enfants-Malades.

Nous adressons aussi nos remerciements à M. le professeur Hutinel qui a bien voulu accepter la présidence de cette thèse et nous permettre de recueillir une observation dans son service et à M. le Dr P. Emile-Weil qui a mis obligeamment à notre disposition les observations qu'il recueille sur ce sujet depuis plusieurs années.

CHAPITRE PREMIER

HISTORIQUE

L'hémophilie en tant qu'entité morbide est très anciennement connue. On la trouve relatée depuis de nombreuses années puisque Alsa Harani, médecin arabe mort à Cordoue en 1107, parle déjà d'enfants qui en se frottant les gencives étaient arrivés à se donner des hémorragies mortelles.

Mais ce n'est guère qu'au commencement du XIXe siècle que l'on commence à parler de manifestations articulaires dans l'hémophilie. Lebert en 1837 constate la coexistence des douleurs articulaires qu'il attribuait d'ailleurs au rhumatisme. Hugues, en 1832, publie une observation de rhumatisme articulaire avec diathèse hémorragique que nous reproduisons plus loin. Tardieu en 1841 étudie à son tour un cas du même genre. On trouve ensuite les travaux de Grandidier en Allemagne où cette affection est beaucoup plus commune qu'en France (1855), puis de Constantin Paul en 1864, de Poncet de Lyon en 1871, qui rapporte les arthropathies hémophiliques au rhumatisme. Malgré ces observations, Cadet de Gassicourt en 1876 nie les arthropathies hémophiliques dans une clinique sur l'hémophilie.

La vulgarisation de la radiographie détermine Sabrazès et Cabannes à étudier ces arthropathies par ce procédé, et la même année Thébaud de Bordeaux en fait le sujet de sa thèse inaugurale.

La même année encore, Fry tente pour la première fois d'arrêter les hémorragies hémophiliques par l'injection de sérum frais.

Kœnig en 1891 a l'occasion de faire plusieurs autopsies de malades morts d'arthropathies hémophiliques, ce qui lui permet d'en fixer l'anatomie pathologique.

Depuis nous trouvons en 1893 deux thèses de Paris, en 1895 le travail de Gayet et l'année suivante la thèse de Meynet de Lyon dont la lecture nous a été très utile pour la rédaction de ce travail. Puis en 1902 l'article de Piollet dans la *Gazette des Hôpitaux*.

En 1905 la question prend un nouvel essor avec les communications du Dr P. Emile-Weil à l'Académie des Sciences. En 1907 Carrière au Congrès de Paris fait un rapport sur ce sujet qui provoque de nouvelles études et de nouvelles communications.

Enfin nous avons les articles de notre maître le professeur Broca et les recherches de P. Emile-Weil et pour clore la série le tout récent article de Laroche et Vaucher du 22 mai 1909 qui nous a été d'un grand secours.

CHAPITRE II

ETIOLOGIE

L'arthropathie hémophilique comme l'ostéo-arthrite tuberculeuse ou le rhumatisme avec lesquels elle est souvent confondue, n'est pas une maladie de tous les âges. Comme l'hémophilie elle-même et plus encore qu'elle si possible, c'est une maladie de l'enfance et de l'adolescence. Quoi qu'on rapporte des cas d'arthropathies survenues à un âge assez avancé (à trente ans dans un cas de Sabrazès et Cabannes), l'arthropathie hémophilique se manifeste le plus souvent de trois à dix ans. Rare dans les deux premières années de la vie, elle ne se trouve guère après dix à douze ans, du moins comme accident primitif, soit qu'elle ait fait son apparition avant cet âge, soit que l'enfant soit mort avant d'y être arrivé ; les hémophiles meurent en effet souvent en bas âge, d'après Sabrazès et Cabannes cette mortalité serait de 60 o/o avant vingt ans.

Bien que cette maladie ait été signalée dans la plupart des pays de l'Europe, c'est une affection des pays froids et la race anglo-saxonne semble y être plus prédisposée que la race latine : un seul cas a été signalé en Italie jusqu'à présent tandis que 48 o/o des observations se rapportent à des individus de race Allemande. On a signalé également un village des Alpes rhétiques où cette affection s'est présentée avec un caractère pour ainsi dire endémique ; ce phénomène paraît tenir à des raisons de consanguinité plutôt qu'à des raisons de climat.

L'influence de l'hérédité est manifeste et prouvée par ces généalogies de familles hémophiles publiées dès le XVIIIe siècle par les auteurs. Au point de vue spécial qui nous occupe il est rare, au dire de Gayet, que dans une famille d'hémophiles un des membres au moins n'ait présenté d'accidents arthropathiques ; c'est d'ailleurs ce que démontrent les observations que nous avons eu sous les yeux.

Cette transmission de génération à génération est soumise à certaines règles bien définies par les auteurs. Tout d'abord la transmission peut sauter une ou plusieurs générations (4 dans la famille Tenna). L'hémophilie se transmet aux garçons par l'intermédiaire de femmes en apparence non hémophiles. De Bovis a en effet montré que l'hémophilie existait en réalité chez la femme, quoique en apparence du moins la femme paraisse très rarement frappée par cette affection. Le Dr P. Emile-Weil qui a étudié le sang de plusieurs femmes de souche hémophile, a pu retrouver chez elles les caractéristiques du sang hémophile.

On a recherché pour l'hémophilie à rattacher les accidents qu'elle cause à une tare organique quelconque. On a incriminé tour à tour l'hérédité névropathique, l'arthritisme, la tuberculose, etc., enfin toutes les maladies qui se transmettent par l'hérédité ou celles qui à un titre quelconque pouvaient avoir une action sur le sang. Gilbert et Lereboullet ont rapproché l'hémophilie familiale de la cholémie familiale. Le rapprochement était d'autant plus tentant que le foie est de tous les viscères l'un de ceux dont l'altération retentit le plus sur le sang ; de plus le foie sécrète une partie des ferments qui servent à la coagulation du sang ; il était naturel de penser qu'une altération de cet organe aurait pour effet une diminution dans la quantité ou la qualité de ces ferments et par là un trouble des fonctions sanguines. Mais ce n'est que rarement que l'on a pu retrouver des antécédents cholémiques chez les hémophiles et si, dans quelques cas la cholémie familiale a pu être incriminée, dans l'immense majorité des cas il faut chercher la cause ailleurs.

Au point de vue spécial des arthropathies on a voulu faire jouer un rôle au rhumatisme. Il est très admissible qu'une articulation touchée déjà par une arthrite soit plus prédisposée à s'infiltrer qu'une autre, mais on aurait tort, croyons-nous, de faire dépendre du rhumatisme les arthropathies hémophiliques. Les deux seules causes qui paraissent prédisposer un individu aux arthropathies c'est d'abord et surtout la diathèse hémophilique elle-même et dans certains cas le traumatisme quoique souvent les arthropathies surviennent spontanément et sans qu'aucune cause apparente ne soit venue les provoquer.

M. le Dr A. Broca fait remarquer dans ses cliniques de chirurgie infantile que les arthropathies se rencontrent le plus souvent dans les cas moyens d'hémophilie et il ajoute qu'il faut en voir la raison dans ce fait que les cas graves entraînent généralement la mort du sujet avant que les manifestations articulaires aient pu se produire et que dans les cas légers elles passent inaperçues.

CHAPITRE III

SYMPTOMES

Nous étudierons tout d'abord dans ce chapitre l'arthropathie hémophilique, puis nous résumerons en quelques mots les symptômes généraux de l'hémophilie, enfin nous montrerons les rapports de l'artropathie hémophilique avec la grande hémophilie familiale.

La division classique de Kœnig en trois phases est encore la division la plus commode pour l'étude des arthropathies hémophiliques.

1° *Hémarthrose simple* : Brusquement apparaît dans une articulation saine un gonflement douloureux. Tantôt un léger traumatisme est venu précéder ce gonflement, mais le plus souvent il apparaît spontanément et atteint d'emblée un volume considérable. Tout d'abord on n'observe qu'un léger empâtement avec tension des culs-de-sac, sensation de pesanteur ; la douleur n'est très vive qu'à l'occasion des mouvements spontanés ou provoqués, ceux-ci sont d'ailleurs impossibles ou du moins considérablement gênés, le membre est en demi-flexion. Malgré ces symptômes et contrastant avec eux, on note l'intégrité de la peau qui reste saine d'abord, puis peu à peu devient lisse, violacée, traduisant l'épanchement de sang abondant qui s'est produit dans l'articulation. A partir de ce moment la douleur augmente d'intensité, devient spontanée ; elle est exaspérée par le moindre contact, par le froid, par l'humidité, enfin par toutes les causes locales qui peuvent agir directement ou indirectement sur l'article. La radiographie montre l'intégrité des surfaces articulaires, on observe cependant parfois une ombre plus ou moins nette au niveau de la synoviale (Sabrazès et Cabannes).

Le plus souvent les symptômes généraux font défaut ou sont très atténués ; on a cependant observé de la fièvre, de l'anorexie et dans le cas d'opération des phénomènes généraux graves (Kœnig, Batut .

Au bout de quelques jours tandis que la peau prend une teinte ecchymotique, l'épanchement intra-articulaire diminue ; le sang se coagule à la longue, laissant la cavité articulaire remplie de caillots. A ce moment on note un peu de crépitation. La ponction exploratrice qui dans les premiers jours permettait de retirer un peu de sang ne donne plus rien car le liquide est absorbé. Au contraire le choc rotulien qu'on ne pouvait percevoir au commencement à cause de la tension de l'article, devient maintenant facilement perceptible. Enfin la résorption se fait peu à peu et, au bout de dix à quinze jours tous les phénomènes ont disparu.

Telle est du moins l'évolution de l'arthropathie dans l'immense majorité des cas, mais ce qui frappe dans ces manifestations articulaires c'est leur répétition fréquente et leur évolution cyclique. Ces arthropathies reviennent en effet à plusieurs reprises par intervalles presque réguliers, les périodes de rémission tendant à se réduire et les poussées aiguës devenant de plus en plus rapprochées. C'est ainsi que le malade de Tardieu s'est présenté 31 fois à l'hôpital Cochin, un autre a eu 27 hémarthroses, celui de Manteifel 50 poussées en un an. Parfois le phénomène se reproduit ainsi sans que l'affection change d'aspect, mais souvent aussi elle passe à la période d'arthrite.

2° *Arthrites* : « Le premier épanchement de sang dans l'articulation peut se résorber complètement ; l'hémarthrose peut guérir. Mais si cette résorption n'a pas lieu, le sang qui reste dans la jointure agit comme un irritant, de nouvelles hémorragies se produisent et on voit s'établir alors une forme particulière d'inflammation, une panarthrite, simulant une arthrite tuberculeuse fongueuse. » (1)

L'article est gros, déformé, tuméfié par la participation des tissus péri-articulaires à l'augmentation de volume de la région. On perçoit un empâtement *fongueux* dans les culs-de-sac. L'atrophie musculaire est plus ou moins marquée, l'articulation prend

1. Mauclaire. *Des différentes formes d'ostéo-arthrite tuberculeuse*, 1893 (cité par Meynet, Thèse de Lyon, 1896).

un aspect de tumeur blanche. Elle s'en distingue cependant par les phénomènes douloureux du début qui s'atténuent progressivement et finissent par disparaître. Une des formes les plus intéressantes est l'arthropathie hémophilique grave de la hanche (Cruet), caractérisée par une anesthésie et parésie dans le domaine du crural et se terminant le plus souvent par l'atrophie consécutive du quadriceps. Heureusement toutes les articulations n'aboutissent pas à ce degré d'arthrite, quelques-unes seulement y participent, soit pour s'y arrêter et régresser plus tard, soit pour aboutir à la période de déformation définitive.

3° Insensiblement il se fait une prolifération du tissu fibreux qui produit à l'intérieur de l'article des déformations consécutives : l'articulation s'ankylose en position vicieuse lentement, progressivement, puis les muscles s'atrophient peu à peu pour aboutir à l'impotence fonctionnelle définitive. Cependant on a observé de l'atrophie musculaire sans déformation préalable ni ankylose ; mais l'impotence existe quand même ; au lieu d'un membre immobilisé en position vicieuse, celui-ci devenu ballant n'a plus de mouvements propres et aboutit alors au membre de polichinelle.

Avant de passer au chapitre suivant il nous reste à retracer rapidement les symptômes généraux de l'hémophilie. Souvent en effet en présence d'une arthrite que rien n'explique on peut être très embarrassé pour faire un diagnostic et seuls les symptômes généraux de l'hémophilie peuvent mettre sur la voie.

L'hémophile est avant tout un saigneur. Pour la moindre raison, souvent même sans motif il fera des hémorragies multiples : épistaxis, ecchymoses sous-cutanées, hémorragie buccale au moment de l'avulsion ou de la chute d'une dent, par rupture de l'hymen, hématomes, hémorragies viscérales, hématurie, etc. Les hémophiles sont généralement des lymphatiques et la plupart du temps ils sont nés de parents atteints de la même affection.

L'arthropathie hémophilique est en effet une manifestation de la grande hémophilie familiale. Dans toutes les familles hémophiliques on trouve un membre au moins qui a présenté des accidents articulaires (Gayet). De plus l'évolution cyclique et la répétition des poussées articulaires, la précocité et l'importance des phénomènes sanguins rapprochent l'hémarthrose de la grande hémophilie. Dans l'hémophilie acquise on n'observe jamais, au dire du Dr P. Emile-Weil, d'arthropathies, elles sont caractéristiques de la grande hémophilie.

L'étude du sang vient encore confirmer cette manière de voir : les grands retards de coagulation, la sédimentation du sang, la coagulation segmentaire, et les autres caractéristiques du sang des grands hémophiles familiaux se retrouvent dans l'hémarthrose hémophilique.

Enfin le traitement agit de la même façon sur les malades ne présentant que des hémarthroses sans les autres grands phénomènes de l'hémophilie familiale.

A l'appui de cette thèse nous pouvons citer deux faits rapportés par M. le Dr P. Emile-Weil : 1° Dans la famille P... on trouve trois frères dont deux atteints de grande hémophilie sans accidents héréditaires ; 2° M. le Dr Broca a eu l'occasion d'observer les trois frères L... atteint eux aussi de grosses lésions hématiques sans que leurs ascendants soient atteints d'hémophilie. « Et l'on est en droit, ajoute M. le Dr P. Emile-Weil, de séparer l'hémophilie familiale en une variété héréditaire et une variété non héréditaire. »

La seule objection que l'on puisse faire à cette théorie c'est le manque d'hérédité. Mais nous sommes en droit d'affirmer que tel malade atteint d'arthropathie et dont aucun des ascendants n'a présenté d'accidents hémophiliques, est le premier en date d'une famille d'hémophiles qui, si la thérapeutique ne vient pas l'entraver, pourra plus tard donner naissance à de nombreux enfants hémophiles avérés. Nous renvoyons à ce sujet à l'observation IV que nous a aimablement communiquée M. le Dr P. Emile-Weil et qui nous a servi à baser notre rapprochement entre l'arthropathie hémophilique et la grande hémophilie familiale.

CHAPITRE IV

ANATOMIE PATHOLOGIQUE

L'anatomie pathologique de l'hémophilie proprement dite se réduit à peu de chose. En dehors des hématomes, des hémorragies interstitielles ou viscérales, les seules lésions constatées ont été des malformations cardiaques.

On a signalé aussi des altérations diverses des petits vaisseaux : la tunique musculaire est amincie, détruite même par place, parfois infiltrée de graisse et par le fait moins souple, moins contractile, plus fragile (Comby).

« Les autopsies que Kœnig a eu l'occasion de pratiquer, celles du chirurgien anglais Bowlby, jettent un peu de lumière sur l'anatomie pathologique encore inconnue de ces arthropathies. » (Meynet).

Les altérations articulaires se rapprochent comme les phénomènes cliniques de l'arthrite tuberculeuse, mais elles en diffèrent aussi par plusieurs points.

Kœnig a divisé ces lésions comme les symptômes en trois stades et cette division nous servira à décrire les altérations trouvées à l'autopsie :

1° *Hémarthrose :* La capsule articulaire remplie

de sang apparaît avec une teinte rouge plus ou moins vive. Les tissus sont congestionnés, les vaisseaux distendus, remplis de sang, puis l'articulation elle-même se gorge de sang qui bientôt est remplacé par des caillots plus ou moins longs à se résorber et dont la présence cause les troubles précédemment décrits ;

2° *Panarthrite :* Les caillots plus ou moins décolorés nagent dans la cavité articulaire, la capsule est épaissie, imbibée de sang, la fibrine se concrète en dépôts brunâtres qui forment des sortes de fausses membranes ou de fibres feutrées flottant dans la cavité articulaire ou réunissant les cartilages par des brides fibreuses. Le cartilage participe lui aussi à cette coloration rouge brunâtre ou noirâtre de la capsule articulaire, s'amincit et finit par disparaître laissant les os à nu. A chaque nouvelle poussée d'hémarthrose les lésions de la première, puis de la seconde période se reproduisent et finalement l'articulation tend à passer progressivement au troisième stade d'ankylose ;

3° *Déformations :* Le cartilage a laissé à nu les os dont les extrémités apparaissent encore nettes à l'image radiographique, mais le tissu fibreux qui s'est formé tend à s'organiser et à souder entre elles les surfaces articulaires en donnant au membre une position vicieuse ; enfin les muscles eux-mêmes participent au processus de dégénérescence et s'atrophient à leur tour.

Toutes ces altérations s'accomplissent progressivement et si nous avons décrit trois stades c'est uniquement dans l'intérêt même de la description ; il va sans dire qu'en réalité ces altérations ne présentent pas toujours les caractères que nous avons décrits dans leur entier et qu'il y a des modifications individuelles.

Pour nous résumer nous rapportons ici l'analyse d'une autopsie faite par M. le Dr Batut à la suite d'une intervention chirurgicale pour une hémarthrose spontanée du genou suivie de mort et dont la nature hémophilique avait été méconnue :

Une ponction exploratrice faite dans le genou avait ramené du sang presque pur ; à la suite de cette ponction on fit une arthrotomie. A l'ouverture de l'articulation on trouva des caillots épais, noirâtres et de la fibrine coagulée ; les muscles étaient infiltrés, ramollis, dégénérés. A l'autopsie on constate une infiltration ancienne par l'hématine des cartilages, de la rotule et des condyles ; des caillots anciens adhérents en haut et en bas remplissent l'article, les muscles sont infiltrés de coagulations sanguines récentes.

Le foie est muscade, cirrhotique, les reins sont gros, hypertrophiés, congestionnés et on pensa à une hémophilie d'origine rénale et hépatique.

CHAPITRE V

PATHOGÉNIE

Les théories invoquées pour expliquer la pathogénie sont extrêmement nombreuses. Laissant de côté les recherches sur l'origine microbienne de l'hémophilie, ainsi que les théories vasculaire et circulatoire, nous n'étudierons ici que la théorie sanguine qui est actuellement admise pour expliquer la plupart des cas d'hémophilie.

C'est un fait banal de constater le retard de la coagulation du sang dans l'hémophilie car ce fait a été affirmé et prouvé bien des fois. Mais ce qu'il est plus intéressant de chercher c'est l'origine de ce retard.

On a d'abord invoqué l'altération des éléments cytologiques du sang. Certains auteurs ont parlé de mononucléose. Mais outre que ces altérations sont loin d'être constantes, suffiraient-elles à expliquer les phénomènes observés.

Seule l'étude chimique du sang a donné des renseignements précis. Pour que la coagulation du sang puisse se produire, il faut la présence simultanée de plusieurs facteurs : le fibrinogène ; la plasmase, ferment transformant le fibrinogène en fibrine et qui existe dans le sang à l'état de proferment ; des sels de chaux nécessaires à la production de la fibrine, albuminoïde calcaire ; enfin une substance que certains auteurs désignent sous le nom de trombozyme et qui aurait pour fonctions de transformer la proplasmase en plasmase. Le défaut de coagulation peut résulter soit de l'absence ou tout au moins de la présence en quantité insuffisante de l'une de ces substances, soit de la présence de substances anticoagulantes. M. le Dr P. Emile-Weil a démontré que les lésions du sang étaient différentes dans l'hémophilie sporadique et dans l'hémophilie spontanée, ce qui confirme les données de la clinique. Dans la première il y a simplement insuffisance de plasmase puisque l'addition de sérum sanguin suffit à produire la coagulation. Dans l'hémophilie familiale, la seule qui nous intéresse, il y a insuffisance de plasmase puisque le sang d'hémophile additionné de sérum frais coagule plus vite, mais il y a aussi présence de substances anticoagulantes puisque la présence de sang d'hémophile dans un tube contenant du sang d'individu normal retarde la coagulation de celui-ci.

Nolf a repris plus récemment ces expériences et voici quelles sont ses conclusions :

Le sang des hémophiles se comporte comme celui des vertébrés à hématies nucléées : 1° par centrifugation immédiate le plasma se sépare des globules, puis se coagule spontanément mais tardivement ;

2° le sang des hémophiles est plus sensible à l'action coagulante de l'extrait d'organes (extrait de rate de chien) qu'à celle du sérum humain. De plus Nolf n'a pas retrouvé de substances anticoagulantes. Il conclut à l'insuffisance en quantité de l'un des facteurs dont nous avons parlé plus haut. C'est ce que semble démontrer l'aspect des caillots : ils sont en effet grêles, mal développés, pour ainsi dire chétifs. Le facteur insuffisant serait la thrombozyme sécrétée par les leucocytes et par les vaisseaux. Les altérations de ceux-ci ou peut-être les altérations du foie seraient en cause. Mais la question est loin d'être tranchée et la seule chose que l'on puisse affirmer c'est que le retard de la coagulation est dû à l'insuffisance de l'un au moins des facteurs qui interviennent pour la produire et aussi à la présence de substances anticoagulantes.

De Stella a signalé une hémophilie acalcique dans laquelle le retard de coagulation était dû à l'absence ou à l'insuffisance des sels de chaux. On a signalé aussi des cas d'hémophilie relevant de troubles vasculaires; nous ne les rapportons que pour mémoire, ces cas ne nous paraissant pas rentrer dans le cadre que nous nous sommes tracé.

En résumé nous conclurons avec Mauclaire que la pathogénie des arthropathies hémophiliques se réduit à deux facteurs : Hémorragies intra-articulaires à répétition et irritation motrice de la jointure, le malade continuant à se servir de l'articulation dans laquelle le sang s'est épanché.

CHAPITRE VI

DIAGNOSTIC

Lorsqu'un malade se présente devant un médecin avec une arthropathie accompagnée des troubles de l'hémophilie : echymoses, hémorragie, etc., rien n'est plus facile que de faire le diagnostic d'arthropathie hémophilique. Mais le plus souvent on a affaire à un enfant qui se présente avec un gonflement douloureux d'une articulation sans aucun autre symptôme et sans qu'aucune manifestation sanguine antérieure ne puisse faire songer à l'hémophilie ; dans ce cas on pensera à toutes les affections qui s'accompagnent de fluxion articulaire et bien souvent ce diagnostic erroné a causé la mort du malade. La plupart des autopsies qui ont été faites, entre autres celles de Kœnig et celles de Batut que nous avons rapportées plus haut sont là pour témoigner de cette triste vérité.

Il importe donc de faire le diagnostic aussi précocement que possible pour traiter le malade en conséquence et surtout pour éviter une intervention chirurgicale toujours ou presque toujours fatale. Malheureusement ce diagnostic précoce n'est pas toujours facile et le plus souvent la notion d'hémophilie n'apparaît qu'au bout de plusieurs jours.

Ce qui aidera le plus au diagnostic ce sont les commémoratifs : arthropathie survenant chez un saigneur ou chez un fils ou petit-fils de saigneur ; le sexe masculin, le jeune âge du sujet, les ecchymoses, quand elles existent, sont de bons signes de présomption d'arthrophatie hémophilique. On peut citer encore comme signes de présomption : l'atrophie musculaire très rapide, considérable, mais disparaissant aussi rapidement quand l'arthrophatie régresse, l'évolution cyclique des lésions articulaires revenant à des périodes plus ou moins régulières, les hémorragies internes se traduisant par de l'hématurie, de l'entérorragie, parfois une réaction fébrile nette mais légère.

C'est pendant la seconde période de panarthrite que le diagnostic est surtout difficile ; à cette période en effet l'affection présente tous les caractères de la tumeur blanche ou de l'ostéo-arthrite fougueuse. Elle s'en distingue cependant par les symptômes que nous avons donnés plus haut, par l'absence d'inflammation, par la brusquerie du début, la marche par poussées cycliques, par l'état général du malade: Enfin à la période de déformation le diagnostic différentiel s'affirme de plus en plus surtout par la lenteur avec laquelle l'arthrite aboutit à une déformation définitive.

Le diagnostic devra être fait aussi avec le rhumatisme. Mais dans ce dernier cas les malades sont généralement plus âgés, leur cœur est souvent touché tandis qu'il ne l'est pour ainsi dire jamais dans l'hémophilie, à moins que rhumatisme et hémophilie n'évoluent ensemble sur le même malade. De plus le rhumatisme se cantonne rarement à une seule articulation mais se manifeste habituellement par des arthropathies multiples s'accompagnant souvent de réaction fébrile, plus rare ou plus légère dans l'hémophilie.

Quant à l'arthrite sèche c'est une maladie de vieillards tandis que l'hémophilie ne s'observe pas chez eux soit qu'elle ne se montre pas soit qu'elle soit déjà guérie ; on constate en effet que l'hémophilie s'atténue avec l'âge et finit par disparaître.

Si le diagnostic des arthropathies hémophiliques est difficile, leur pronostic ne l'est pas beaucoup moins.

Chez quelques malades en effet on voit l'affection s'atténuer, les récidives deviennent de moins en moins fréquentes et le malade guérit. Mais ce travail de guérison est très long au point que P. Emile-Weil et Claude ont pu dire d'un malade guéri par les injections de sérum frais que sa maladie avait « vieilli en un an de quarante années ».

Mais le plus souvent il n'en est pas ainsi et si l'hémarthrose hémophilique n'est pas très grave en elle-même, elle l'est par la diathèse qui lui a donné naissance ; nous avons vu en effet que la plupart des hémophiles ne parvenaient pas à l'âge adulte et mouraient en bas âge emportés par une hémorragie mortelle que rien ne peut faire prévoir et que nos hémostatiques sont impuissants à arrêter. De plus l'arthropathie elle-même peut évoluer jusqu'à l'impotence fonctionnelle du membre atteint soit par ankylose, soit au contraire en faisant un membre ballant, un vrai de membre de polichinelle plus gênant qu'utile.

CHAPITRE VII

TRAITEMENT

Jusqu'à ces dernières années, la thérapeutique était désarmée contre les arthropathies hémophiliques aussi bien que contre l'hémophilie elle-même.

On se bornait à instituer un traitement prophylactique : éviter tout ce qui pouvait provoquer des hémorragies, « élever les enfants dans du coton » (Sabrazès). On conseillait le séjour dans le Midi et ce séjour amena quelquefois sinon des guérisons complètes, du moins des améliorations sensibles. Contre l'arthropathie elle-même on préconisait — et c'est encore le traitement à suivre dans les formes graves, douloureuses — l'immobilisation au lit, la compression et les lotions froides. Kœnig insiste sur l'abstention de toute intervention chirurgicale, notre maître le professeur Broca proscrit même le massage.

Tous les hémostatiques ont été essayés contre l'hémophilie et tous sans résultats ou presque. Les injections de sérum frais ont seules donné des résultats satisfaisants.

Fry le premier en 1898 eut l'idée d'employer le

sérum pour arrêter une hémorragie hémophilique et cet essai fut couronné de succès.

Mais c'est le Dr P. Emile-Weil qui a surtout montré le parti que l'on pouvait tirer de cette méthode. Lorsqu'on enfonce une aiguille dans la veine d'un individu normal, il s'écoule quelques gouttes de sang, puis il se forme rapidement un caillot qui bouche l'aiguille et l'écoulement s'arrête. Rien de tel chez un hémophile : on peut lui retirer ainsi plusieurs grammes de sang sans qu'il se forme de caillot, le sang au lieu de couler goutte à goutte s'écoule presque en jet et ne s'arrête que quand on retire l'aiguille. M. le Dr P. Emile-Weil a pu ainsi recueillir et examiner le sang hémophilique à l'état de pureté. Il a constaté que *in vitro* l'addition de sérum frais modifiait la coagulation et la rapprochait de la normale. Ces expériences reprises *in vivo* ont donné des résultats analogues et des individus qui saignaient à la moindre coupure ont même pu subir des opérations chirurgicales sans inconvénients. Néanmoins ces interventions opératoires ne doivent être faites qu'en cas d'extrême nécessité et après une injection préventive de sérum datant de peu de temps.

Par ces injections répétées à intervalles plus ou moins rapprochés, M. le Dr P. Emile-Weil est arrivé à diminuer considérablement les accidents ; en dehors de la possibilité de subir des opérations chirurgicales, les malades traités par cette méthode ont vu s'atténuer toutes les manifestations hémophiliques : hémorragies, arthropathies, hématomes, etc. Les accidents spontanés disparaissent ou presque, les accidents provoqués deviennent moins fréquents, mais réapparaissent cependant chaque fois que l'on s'éloigne du moment de l'injection. Les hémarthroses durent moins longtemps et il faut un véritable trauma pour les provoquer.

L'évolution des lésions sanguines suit une marche parallèle : la correction du vice de coagulation se fait d'abord normalement puis s'atténue à la fin des périodes qui s'écoulent entre les injections.

Il serait intéressant de chercher comment ces injections agissent sinon sur la cause encore inconnue de l'hémophilie, du moins sur ses manifestations. On crut tout d'abord que le sérum agissait par ses ferments ; c'est peut-être exact dans certains cas, mais lorsque au lieu de sérum frais on emploie des sérums antitoxiques, antidiphtérique ou antitétanique, il ne peut plus en être autant. M. le Dr P. Emile-Weil pense, et c'est aussi notre avis, qu'il s'agit là plutôt d'une sorte d'opothérapie : le sérum agirait en donnant au sang un coup de fouet et en provoquant la production en plus grande abondance des ferments qui lui manquent ou qui existent en quantité trop faible : peut-être y a-t-il aussi une action sur les substances anticoagulantes, quoique cette dernière action paraisse moins évidente, le vice de coagulation ne se corrigeant que lentement et la coagulation ne redevenant normale qu'après de nombreuses séries d'injections de sérum.

On a conseillé aussi et souvent avec succès les

extraits d'organes, extraits de rate ou de foie, mais nous préférons de beaucoup les injections de sérum comme plus pratiques, à la campagne surtout, et comme ayant donné leurs preuves plus que les extraits précités.

En pratique on injectera tous les trois mois environ 10 à 20 centimètres cubes de sérum frais ou à défaut de sérum antidiphtérique ou antitétanique directement dans une veine. En effet souvent — et Sciffers en rapporte un cas — les injections sous-cutanées ou intra-musculaires ont déterminé des hématomes avec hémorragies persistantes. Cependant chez le malade que nous avons traité nous-même par cette méthode (obs. I) nous n'avons pas eu d'accidents ni par la voie sous-cutanée, ni par la voie intra-musculaire. Nous n'avons pas non plus observé les accidents d'anaphylaxie que l'on observe souvent à la suite d'injections de sérum et que nous-même nous avons vu souvent dans le service de diphtérie à l'hôpital des Enfants-Malades.

Nulle part d'ailleurs, nous n'avons trouvé trace d'accidents d'anaphylaxie à la suite de ces injections. Cependant il faut éviter l'emploi du sérum bovin qui est peut-être moins actif et qui surtout donne souvent ces accidents, avec phénomènes graves : on a en effet observé dans un cas une température de 39 degrés par l'emploi de ce sérum. Comme sérum frais M. P. Emile-Weil emploie en dehors du sérum humain les sérums de cheval ou de lapin.

Contre les hémorragies le sérum a une action

hémostatique locale et son emploi est préconisé par notre maître le professeur Broca.

Grâce à ce traitement on voit tous les accidents s'amender peu à peu et les opérations chirurgicales énergiquement proscrites à juste titre par les chirurgiens deviennent possibles; cependant il nous paraît convenable de ne les tenter qu'en cas d'urgence et après une injection préventive de sérum faite quelques jours auparavant ; de plus nous croyons utile, pour éviter une hémorragie au niveau de la plaie opératoire, de panser celle-ci avec des compresses imbibées de sérum.

Néanmoins en plus de traitement sérique, il sera toujours utile de faire suivre au malade un traitement prophylactique en lui évitant tout ce qui pourrait provoquer chez lui hémorragies, hématomes ou hémarthroses. Sans élever les enfants complètement dans du coton, on peut prévenir les parents que tous les exercices violents, les coups, les heurts, les chutes, les piqûres, etc., peuvent leur être nuisibles. Il sera bon aussi, ainsi qu'on le conseillait autrefois, de faire choisir à l'enfant une profession dans laquelle il n'aura à manier aucun instrument piquant, tranchant ou pouvant provoquer un des symptômes de l'hémophilie.

CHAPITRE VIII

OBSERVATIONS

OBSERVATION I (Personnelle)

(Recueillie dans le service de M. le professeur Méry à l'hôpital des Enfants-Malades.)

C... Louis, sept ans et demi, entré à l'hôpital le 22 mai.

Antécédents héréditaires. — Père et mère vivants et bien portants, le père a eu autrefois des épistaxis assez fréquentes, le frère de la mère également ; pas d'autres antécédents héréditaires.

Antécédents collatéraux. — Un frère de douze ans, urine au lit, non hémophile.

Antécédents personnels. — Enfant né à terme, nourri au sein, a marché à dix-huit mois seulement. Il commence à avoir des ecchymoses étant au maillot, en particulier des ecchymoses scrotales. Le gonflement douloureux des articulations a commencé au moment où l'enfant a marché (dix-huit mois) au coude, aux chevilles, aux genoux, aux doigts. L'évolution des arthralgies avec ecchymose a duré jusqu'à trois semaines.

Il a eu la rougeole vers l'âge de quatre ans, pas d'autre maladie.

Depuis l'âge de deux à trois ans la mère a remarqué que l'enfant présentait des hémorragies fréquentes, il saigne souvent du nez.

Huit jours après Pâques 1909 il a eu à la fois des hémorragies par la bouche avec efforts de vomissements, dans les selles et dans l'urine. L'hématémèse atteignait environ une demi-cuvette comme quantité ; l'hémorragie intestinale n'a duré qu'un jour, c'était du sang noir goudron.

Ses urines sont restées rouges pendant trois jours ; ecchymoses très fréquentes, cependant l'enfant a perdu plusieurs dents de lait sans présenter d'hémorragies gingivales remarquables. Au moment de Pâques il reçoit un coup de tête sur l'œil et présente une hémorragie sous-conjonctivale.

Le *5 mai* environ l'enfant a présenté au réveil une hémorragie de la conjonctive gauche très abondante marquée encore à l'heure actuelle (23 mai).

Depuis longtemps il se plaint de douleurs articulaires dans les coudes, les genoux, les chevilles, surtout du côté droit avec gonflement.

Il a eu des saignements de nez très fréquents ayant parfois nécessité le tamponnement ; les gonflements articulaires sont très douloureux et s'accompagnent parfois de fièvre.

Etat actuel. — I. — *22 mai.* — L'enfant entre à l'hôpital. On observe : un gonflement douloureux avec limitation des mouvements de l'articulation entre la phalange et la phalangine de l'index de la main gauche. A l'œil droit deux taches ecchymotiques sous-conjonctivales de chaque côté de l'iris, l'une de l'étendue d'une lentille, l'autre de près de

1 centimètre carré. Sur la face externe du nez et sur la joue au-dessous de l'œil droit apparaît une ecchymose jaune verdâtre en voie de résorption.

On remarque aussi un gonflement marqué du coude droit avec raideur douloureuse limitant les mouvements d'extension et de flexion sans aucune teinte ecchymotique.

Gonflement douloureux au niveau de la première phalange de l'index droit surtout au niveau de l'articulation interphalangienne, sans ecchymose.

Ecchymose sous-conjonctivale de l'œil droit et de la région située au-dessous de la paupière inférieure au voisinage de la racine du nez dans l'angle interne de l'œil.

24 mai. — L'ecchymose sous-cutanée située au-dessous de l'œil droit s'est considérablement étendue.

Le gonflement du coude droit a diminué. Il est surtout marqué dans la partie située au-dessous de l'articulation ainsi que en dedans au niveau de la région épitrochléenne et autour de l'olécrane où l'on voit apparaître une teinte ecchymotique. Les mouvements ne sont pas douloureux.

Au niveau de l'index droit les mouvements sont assez limités et on voit apparaître une ecchymose sur la face dorsale de l'articulation.

Rien du côté des organes ; pas de souffle anémique ; pas d'aspect d'anémie.

On donne à l'enfant 1 gramme de chlorure de calcium et on lui fait une injection de 20 centimètres de sérum antidiphtérique.

29 mai. — L'enfant reçoit 10 centimètres cubes de sérum antidiphtérique en injection intra-veineuse et est rendu à sa famille.

II. — *24 juin*. — L'enfant revient consulter car il doit partir pour la campagne. Il a eu la semaine précédente plusienrs fois des épistaxis. Pendant la semaine de la Pentecôte et les semaines suivantes il avait présenté également des hémorragies diverses.

Actuellement on observe un gonflement de la main gauche prononcé surtout vers le bord cubital avec teinte ecchymotique bleu violacée au niveau de la paume de la main du même côté et de la racine des troisième et quatrième doigts.

Ecchymoses multiples :

1° Au niveau du coude gauche (condyle interne) ;

2° Au niveau des vertèbres lombaires et de la partie interne et supérieure de l'os coxal du côté gauche ; à ce niveau on perçoit une petite nodosité grosse comme une petite noix et peu sensible au toucher ;

3° Au-dessus de la rotule gauche et au niveau du condyle interne du même côté ;

4° Au niveau du condyle interne du fémur droit ;

5° Enfin une ou deux petites taches ecchymotiques éparses sur les jambes.

On fait à l'enfant une injection antidiphtérique de 20 centimètres cubes.

III. — *15 octobre*. — L'enfant revient consulter.

Il était parti pour la campagne le 27 juin.

Vers le 8 août il a eu des épistaxis fréquentes se produisant plusieurs fois par jour pendant quinze jours.

En même temps un gonflement douloureux des coudes se manifeste bientôt suivi d'un gonflement de la fesse droite avec douleur dans l'articulation coxo-fémorale. Puis apparaissent des ecchymoses au membre supérieur s'étendant aux avant-bras. Les douleurs articulaires sont assez intenses surtout la nuit.

29 juillet. — L'enfant avait reçu une injection intra-musculaire de sérum antidiphtérique de 10 centimètres cubes.

22 août. — Il en reçoit une seconde.

Pendant un mois environ on ne remarque aucune manifestation.

L'enfant rentre de la campagne le 17 septembre. Quatre jours après apparaît un gonflement douloureux dans la fesse gauche. Les mouvements de l'articulation coxo-fémorale sont douloureux, l'enfant ne peut s'appuyer sur la jambe gauche. Quelques jours après se manifeste un gonflement du genou droit qui a duré une huitaine de jours.

Actuellement il n'y a pas de gonflement mais une large ecchymose à la partie interne (l'enfant serait tombé).

La semaine dernière gonflement de la première articulation interphalangienne de l'index et du quatrième doigt de la main droite ; actuellement gonflement du pouce. Les épistaxis ne se sont pas reproduites.

13 octobre. — L'enfant butte et tombe sur le bord d'un trottoir. A la suite de cette chute il s'est formé au niveau de l'épine iliaque antérieure et supérieure gauche un hématome légèrement douloureux au toucher avec tache ecchymotique se dirigeant vers le pubis.

L'enfant est pâle, peu coloré mais au moindre effort il se colore rapidement d'une façon intense et transpire beaucoup. Il ne paraît pas présenter de signes d'anémie bien nets.

On lui fait une injection sous-cutanée de 15 centimètres cubes environ de sérum antidiphtérique.

OBSERVATION II

(Recueillie par nous dans le service de M. le professeur Hutinel, grâce à son obligeance et à celle de M. le Dr Babonneix.)

D... René, âgé de quatre ans, amené à l'hôpital pour une hémorragie gingivale très abondante.

Antécédents héréditaires. — Parents bien portants.

Un autre enfant de seize mois bien portant.

Le frère du père, oncle de l'enfant, a présenté jusque vers l'âge de vingt ans des épistaxis répétées assez abondantes.

Antécédents personnels. — Né à terme, pesait 3.250 grammes. Grossesse normale, accouchement facile. L'enfant nourri au sein jusqu'à quinze mois a eu sa première dent à six mois, a fait ses premiers pas vers dix mois et n'a présenté aucune maladie en dehors des manifestations hémophiliques.

Il a commencé à présenter des accidents dès l'enfance : à un an il a eu une arthropathie du coude droit considérée comme un abcès et qui a disparu en quelques jours.

Vers deux ans et demi l'enfant ressent dans la hanche et le genou des douleurs passagères ayant duré deux à trois jours.

Les moindres plaies sont très longues à cicatriser : à deux reprises différentes pour deux petites coupures les parents ont été obligés d'aller chercher le pharmacien pour panser ces petites écorchures. Lorsque l'enfant tombe il se fait des ecchymoses très étendues et persistantes ; il saigne fréquemment du nez.

Il a été soigné l'année dernière pour de l'érythème noueux (avril 1908). On a ordonné du salicyclate.

Etat actuel. — I. — *21 janvier 1909*, jeudi soir, l'enfant a fait une chute sur le parquet, sur le maxillaire inférieur ; quatre dents du maxillaire ont été ébranlées ; à la suite de cette chute, la plaie a saigné beaucoup pendant un quart d'heure. Puis la mère a couché son enfant et à 9 heures lorsqu'on a voulu le faire manger, l'hémorragie est devenue très abondante, et l'enfant a perdu du sang jusqu'au lendemain 9 heures.

Le lendemain un dentiste a été appelé en consultation, et lui a mis un emplâtre qui a arrêté l'hémorragie. Hier soir, 24 janvier, nouvelle hémorragie qui a été arrêté à 9 heures par l'application d'un nouvel emplâtre.

L'enfant est très pâle, les téguments sont décolorés, les conjonctives pâles ainsi que les gencives. Selles régulières, urines normales.

Comme traitement on donne du chlorure de calcium, on fait des injections de sérum antidiphtérique et enfin des applications locales d'antipyrine et d'adrénaline.

26 janvier. — Nouvelle hémorragie à midi arrêtée par une application locale d'adrénaline.

27 janvier. — Ecchymoses sur les membres.

Pas d'épistaxis. Pas d'hémorragies gastro-intestinales. Pas d'arthropathies.

II. — L'enfant revient consulter en mars.

Depuis janvier, il n'a pas présenté d'épistaxis, mais cependant des ecchymoses fréquentes au moindre choc.

III.— *15 juillet.* — On constate au membre inférieur droit un gonflement de l'articulation tibio-tarsienne, gonflement douloureux accompagné de fluctuation tout autour de la malléole externe ; du côté interne l'enfant n'accuse aucune douleur. Les autres articulations paraissent intactes ; cependant l'enfant se plaignait les jours précédents de douleurs dans les poignets et dans les pieds. On trouve en plus des ecchymoses multiples aux membres inférieurs et une vaste ecchymose en voie de résolution située sur le côté droit de la région dorso-lombaire.

On fait à l'enfant 10 centimètres cubes de sérum antidiphtérique.

OBSERVATION III

Diathèse hémorragique et rhumatismale héréditaire, par James-N. Hugues, docteur-médecin. (*Archives générales de médecine*, 1833.)

Le Dr Hugues eut occasion de voir un enfant de dix à douze ans qu'il jugea atteint de rhumatisme.

Ce jugement fut mis en doute par une femme âgée, appartenant à la même famille et qui connaissait toutes les circonstances antécédentes de ce cas. Par des informations ultérieures, il s'assura que c'était un cas d'hérédité, le rhumatisme étant la suite d'une hémorragie à laquelle l'enfant avait été sujet depuis son enfance. Ayant appris que cette affection était commune à tous les membres de cette famille, il fit des recherches à ce sujet et obtint les résultats suivants :

1° Les individus mâles de cette famille étaient sujets à des crachements et à des vomissements de sang, à des selles sanguines, à l'hématurie, à des épistaxis, à des extravasions sanguines dans les tissus des muscles et des téguments, dans tous les points du corps, mais particulièrement aux membres, produisant des taches foncées et du gonflement, et s'accompagnant souvent, au bout de quelques jours, de douleur obtuse et de raideur ; et à des hémorragies abondantes et opiniâtres à l'occasion des incisions les plus légères, en quelque partie du corps que ce fût.

2° L'hémorragie ne se manifestant jamais seule, mais s'accompagnant constamment d'un rhumatisme plus ou moins étendu.

3° Les entorses et les contusions les plus légères ont toujours été suivies de rhumatisme dans la partie.

4° Le plus grand nombre des hommes qui sont parvenus à un âge avancé ont été presque rendus impotents par le rhumatisme.

5° Aux approches de la vieillesse, la tendance aux hémorragies diminuait.

6° Un grand nombre de sujets mâles sont morts dans le premier âge de la vie.

7° La mort par hémorragie avait lieu fréquemment, plusieurs fois à la suite d'une saignée, quelquefois après une plaie accidentelle, d'autres fois par une hémorragie interne ; deux fois la mort par hémorragie a été la suite de la simple application d'un vésicatoire.

Les vésicatoires, suivant le langage de la personne qui donnait ces informations, *donnaient du sang au lieu d'eau*.

8° Des deux affections, l'hémorragie et le rhumatisme, la première avait toujours précédé l'autre.

9° Les femmes, quoiqu'elles ne présentent jamais la même disposition, la transmettaient sans exception à tous leurs enfants.

10° Cette disposition pouvait être facilement suivie jusqu'à la quatrième ou cinquième génération. (*Transylvania journal*, avril 1832, et *The American journ. of med. sc.*, février 1883).

OBSERVATION IV

Un cas d'hémophilie spontanée à type de grande hémophilie familiale, par le Dr P. Emile-Weil. (*Société médicale des Hôpitaux*, 23 octobre 1908.)

Armand L..., sept ans, entré le 15 octobre 1906 dans le service de notre maître, le Dr A. Broca.

Antécédents héréditaires. — Parents vivants et bien portants. Aucun antécédent familial d'ordre hémophilique ou hépatique. Ils ont eu quatre enfants, dont deux sont morts, l'un à deux ans, l'autre à sept mois, de broncho-pneumonie. L'aîné a neuf ans et est bien portant; notre malade est le second de la famille.

Antécédents personnels. — Né à terme, pesait 7 livres à la naissance et fut extrait au forceps. Elevé au biberon. Première dent à sept mois; a marché à un an. A eu de l'impétigo en nourrice.

Début de la maladie. — La mère s'aperçoit que l'enfant, à l'âge de deux ans, a des ecchymoses spontanées à la face interne des jambes, plus rarement aux coudes, à la face et aux fesses. Les ecchymoses apparaissent de préférence au voisinage des articulations et sont symétriques, quoique plus intenses d'un côté. Leur étendue varie de la surface d'une pièce de 2 francs à celle de la paume de la main. Elles coïncident presque toujours avec des hémarthroses douloureuses, rendant les mouvements impossibles ; ces hémarthroses étaient unilatérales, et ont pris successivement, à trois ou quatre reprises, le coude gauche et le genou gauche, épargnant les autres articulations.

D'autres hémorragies ont commencé au même âge ; ce sont surtout des épistaxis, rarement des stomatorragies ; deux ou trois fois l'enfant a eu du mélœna abondant. Une hémorragie prolongée, difficile à arrêter, se produit à l'occasion du moindre traumatisme.

Les hémorragies spontanées surviennent sans cause apparente nette : elles se produisent plus volontiers quand l'enfant s'est fatigué ; elles seraient précédées pendant deux ou trois jours d'une grande lassitude et auraient lieu la nuit. Quelques heures avant l'hémorragie, l'enfant éprouverait une sensation de picotement au niveau du point qui va saigner. Les hémorragies se produisent presque périodiquement tous les trois mois, depuis l'âge de deux ans.

Après elles, la pâleur et la faiblesse sont grandes, l'appétit est conservé, mais l'enfant vomit. Dans l'intervalle, la santé est bonne, l'intelligence normale.

Il y a un an, l'enfant, à la suite d'une chute, a eu sur l'omoplate droite un gros hématome, qui guérit par la compression. Envoyé à la Roche-Guyon, l'enfant reste, pour la première fois, six mois sans hémorragie.

I. — Etat actuel. — En jouant, le 20 octobre, l'enfant tombe sur le menton et se mord la lèvre. L'hémorragie, qui fut abondante et dura une demi-heure environ, se répète depuis toutes les nuits. C'est elle qui décide la mère à faire entrer l'enfant à l'hôpital.

A l'examen, on trouve un enfant d'un embompoint normal, mais très pâle. Il existe une ecchymose de la grandeur d'une pièce de 5 francs à la face interne de la jambe gauche et deux ecchymoses plus larges à la face externe de la cuisse du même côté et à la face externe du bras gauche.

Appareil digestif normal. Poumons et cœur sains. Le foie ne déborde pas les fausses côtes. La rate, perceptible à la percussion, ne se révèle pas à la palpation. Il n'y a pas d'adénopathie. Appareil urinaire normal. Pas de fièvre.

Examen du sang. — La numération donne les résultats suivants : *Globules rouges*, 2.200.000 ; *Globules blancs* : 9.000. Hémoglobine (Gowers) : 0,30.

L'examen des lames de sang séché et coloré montre les altérations anémiques habituelles ; les hématoblastes sont nombreux.

Coagulation. — a) *Sang veineux* : recueilli à 9 h. 30 le 12 octobre. Sédimentation rapide des éléments figurés. Gélification du plasma débute à 3 heures ; la coagulation s'accuse à peine vers le soir à 9 heures ; le lendemain, on trouve le sang coagulé ; mais le caillot est mou, granuleux, ne se rétracte pas ; on n'a qu'une goutte de sérum.

b) *Sang veineux et trois gouttes de sérum de bœuf assez ancien*. — Même séparation du plasma et du cruor. Gélification commence à 2 h. 30. Coagulation terminée à 10 h. 45 du soir. Le lendemain, rétraction imparfaite du caillot avec très faible exsudation latérale du sérum.

b) *Sang veineux avec III gouttes de solution calcique à 1 0/0*. — Même séparation du plasma et du cruor. Gélification commence à 2 h. 30, la coagulation est terminée à 5 h. 15. Rétraction insignifiante du caillot; un peu de sérum clair sur les côtés.

Deuxième examen de la coagulation, le *15 octobre* à 10 h. 30.

a) *Sang veineux*. — Même mode de coagulation. Sédimentation rapide. La coagulation n'est pas commencée au bout de huit heures et demie; le lendemain, elle est faite sans rétraction du caillot ni exsudation de sérum.

b) *Sang veineux et II gouttes de sérum humain frais*. — Sédimendation rapide. La coagulation commence au bout de deux heures et demie, pour se terminer à la quatrième heure. Rétraction de caillot et exsudation du sérum nette le lendemain.

b) *Sang périphérique*. — Recueilli à 9 h. 50, le sang présente le type de la coagulation plasmatique; le plasma, gélifié à 11 heures, se coagule à 12 heures. Exsudation d'une seule goutte de sérum.

On injecte 7 centimètres cubes de sérum humain frais. Le soir, la température de l'enfant est de 38°4, mais sans aucun trouble.

Troisième examen de la coagulation, le *10 octobre*.

Sang veineux. — Recueilli à 4 heures du soir, le sang se sépare en deux couches. La gélification du plasma commence à 5 h. 30. La coagulation est achevée à 6 h. 10. La rétraction du caillot se fait normalement et l'on obtient une quantité notable de sérum.

II. — Sorti le *30 octobre*, l'enfant est amené le 17 mars 1907 dans le service du Dr Broca dans un état d'anémie marqué, consécutif à une hémorragie qui dure depuis deux jours et demi. Il s'est arraché lui-même, le 16 mars au soir, une incisive inférieure, qui se déchaussait ; depuis ce moment, il saigne, malgré des tamponnements à l'adrénaline et au perchlorure de fer. Dès son entrée, on lui injecte sous la peau 40 centimètres cubes de sérum antidiphtérique frais, et on tamponne l'alvéole avec du coton imbibé de sérum. L'hémorragie s'arrête quelques minutes après. A la contre-visite, le sang n'a pas reparu. L'enfant est très pâle ; on lui donne des lavements de 100 grammes d'eau salée.

20 mars. — Lorsqu'on veut changer le tampon, celui-ci a disparu, l'enfant n'a plus saigné, il s'est formé un caillot au niveau de l'alvéole. On retamponne, le malade se recolore.

22 mars. — Il y a une légère hémorragie le matin. On retamponne avec du sérum ; arrêt immédiat de l'hémorragie.

25 mars. — On injecte de nouveau 10 centimètres cubes de sérum antidiphtérique. On ne pense plus l'alvéole à partir du 26, et le malade guérit sans incident.

III. — *22 juin 1907.* — L'enfant revient à l'hôpital pour une hémarthrose du coude gauche qui s'est produite le 20, le maître lui ayant serré le bras à l'école. On constate un empâtement profond, peu douloureux, qui semble siéger dans les masses musculaires, et prédomine au niveau des muscles épitrochléens. Il y a, en outre, un léger épanchement articulaire, et des ecchymoses sous-cutanées, dont l'une, à l'avant-bras, a les dimensions d'une pièce de 1 franc.

Les mouvements articulaires sont gênés. Pas de fracture, pas de fièvre.

On pratique une injection sous-cutanée de 20 centimètres cubes de sérum antidiphtérique.

Examen du sang. — *25 juin.* — Prise de sang à la veine à 10 h. 35.

Sédimentation immédiate, qui se prolonge jusqu'à 11 h.30. Coagulation commence à 11 h. 45 et se termine à 12 heures. Exsudation de sérum très peu abondante, caillot presque irrétractile.

30 juin. — L'enfant sort de l'hôpital guéri, jamais des accidents articulaires n'ont duré si peu de temps.

IV. — L'enfant revient le *12 octobre 1907*, s'étant tordu légèrement le pied. On constate un gonflement considérable de l'articulation tibio-tarsienne droite avec une vive douleur au-dessus de la malléole externe, et un point douloureux net à 1 cm. 1/2 environ au-dessus de la malléole. On diagnostique une entorse avec arrachement léger compliquée d'hémarthrose hémophilique.

On constate, en outre, sur les jambes, la présence de quelques ecchymoses foncées consécutives à de légers chocs ou spontanées.

On injecte 20 centimètres cubes de sérum antidiphtérique frais le 13 octobre.

13 octobre. — La piqûre a été suivie d'un hématome gros comme un œuf, la peau est ecchymotique.

Examen du sang. — *13 octobre.* — Le sang est pris à la veine à 9 h. 45. Sédimentation rapide. La coagulation commence à 1 h. 1/2 et se termine à 2 h. 1/2. Exsudation de sérum minime et latérale. Le caillot ne se rétracte qu'imparfaitement, mais ne s'émiette pas.

16 octobre. — Le sang veineux est recueilli à 10 h. 1/2 ; sédimente peu ; la coagulation, commencée à 10 h. 45, est terminée à 11 heures. Peu de rétraction du caillot, avec exsudation minime de sérum.

L'enfant sort le *20 octobre*, complètement guéri.

V. — *3 avril 1908.* — L'enfant rentre dans le service du Dr Broca, pour une hémarthrose assez volumineuse du genou droit. Le membre est en flexion ; les culs-de-sac synoviaux sont distincts ; il y a de la fluctuation assez nette avec crépitation fixe.

On injecte 20 centimètres cubes de sérum antidiphtérique. Pansement ouaté compressif.

L'extension continue, le massage, la compression amènent la guérison de l'enfant, qui est envoyé à La Roche le 18 mai.

Depuis, l'enfant n'est pas revenu à l'hôpital.

OBSERVATION V

Histoire d'un grand hémophile traité pendant un an par P. Emile-Weil et Octave Claude (*Congrès français de médecine*, 9e session.)

Bern..., vingt-six ans. Allemand. De famille hémophile, grand hémophile lui-même.

FAMILLE BERN...

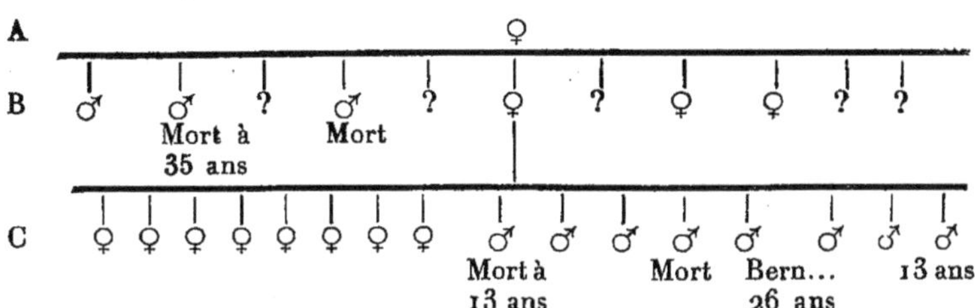

Antécédents personnels. — S'est révélé hémophile à deux ans : s'étant mordu la langue en tombant, il saigna pendant huit jours.

A trois ans, début des hémarthroses. A quatre ans, épistaxis spontanée durant une semaine. Pendant toute l'enfance hémarthroses tous les quinze ou vingt jours. A treize ans, hématurie pendant huit jours. A quatorze ans, grave hémarthrose du genou gauche, qui laisse la jambe en ankylose vicieuse avec atrophie musculaire. Etant alité, le gènou droit se tuméfie et s'ankylose également. On essaie inutilement de redresser la jambe droite. A dix-sept ans, hématurie douloureuse pendant un mois ; depuis cette époque, l'hématurie reparaît trois ou quatre fois par an pendant une semaine. A vingt ans, mélœna pendant trois jours.

Etat au 23 septembre 1906. — Le malade présente une ankylose en flexion légère de ses deux bras, par ankylose des articulations du coude ; les muscles des bras et des avant-bras sont atrophiés. La marche n'est possible qu'avec des béquilles, les articulations du genou étant ankylosées et les muscles des membres inférieurs atrophiés. Ecchymoses cutanées. Le malade urine du sang depuis un mois.

Fonctions digestives bonnes. Rien à noter d'anormal du côté du foie. Rien à l'appareil respiratoire ni au cœur.

Examen du sang. — *23 septembre 1906*. Fait pendant une période hémorragique. *Hématies* : 4.860.000. *Leucocytes* : 3.400 (polyn., 66,5 ; macro, 8 ; mono, 24 ; éosinophiles, 1). *Hématoblastes* nombreux. L'examen des lames ne montre rien d'anormal.

Etude de la coagulation. — I. — *Sang veineux*. — a) *Sang pur* : Le sang s'écoule lentement goutte à goutte à travers l'aiguille et semble visqueux. On ne peut guère en recueillir plus de 3 centimètres cubes par piqûre. Sédimentation lente pendant une heure. Le plasma commence à s'épaissir au bout de deux heures. La coagulation se fait après quatre heures et quart. Caillot jaunâtre assez mou. Exsudation du sang rapide, mais moindre que normalement.

b) *Sang veineux avec II gouttes de $CaCl^2$*. — Coagulation plasmatique, après sédimentation des éléments sanguins, au bout de deux heures, avec grosse rétraction du caillot et exsudation abondante de sérum clair.

c) *Sang veineux avec deux gouttes de sérum humain normal de trois jours*. — Coagulation plasmatique après sédimentation des éléments figurés, au bout de deux heures, avec grosse rétraction du caillot et exsudation abondante de sérum clair.

II. — *Sang capillaire*. — On recueille un centimètre cube de sang par piqûre du doigt. Coagulation lente : commence au bout de deux heures et ne se termine qu'au bout de quatre heures. Sédimentation légère. Rétraction moyenne du caillot

30 septembre. — On injecte 20 centimètres cubes de sérum humain normal dans les veines du coude. Aucun trouble de la santé, mais continuation dans la journée de l'hématurie, qui diminue ensuite notablement.

3 octobre. — Sang veineux. — Coagulation plasmatique, mais complète en une heure et quart ; le caillot est minime, mais mou. Exsudation de sérum importante et immédiate.

Le sang du doigt n'a pas été de nouveau examiné, mais le malade sorti de l'hôpital nous écrit : « Lorsque je me rasais avant que vous m'ayez entrepris, je saignais toujours en moyenne douze heures ; hier, après m'être rasé et m'être coupé, le sang a jailli comme ça peut arriver à un autre, mais s'est arrêté de lui-même aussitôt, durée deux minutes. »

5 octobre 1905. — L'hématurie, qui avait notablement diminué le lendemain de l'injection, a cessé trois jours après.

Expérience : Tandis que le sang d'un homme sain coagule en cinq minutes dans un tube témoin, ce sang recueilli dans un tube contenant I goutte de sérum de Bern..., ne commence à se coaguler qu'au bout d'un quart d'heure et la coagulation n'est *terminée qu'au bout d'une heure et demie.* Exsudation de sérum et rétraction normales.

18 octobre 1906. — Le malade n'a plus eu d'accidents depuis sa sortie de l'hôpital. Le sang du doigt a coagulé en une demi-heure, avec ébauche légère de sédimentation qu'on ne perçoit pas, le caillot fait. Pas de sérum. Rétraction commence au bout d'une heure.

Depuis cette époque le malade reçoit de multiples injections intra-veineuses : le *26 octobre* : 10 centimètres cubes de sérum de lapin frais ; le *5 novembre* : 13 centimètres cubes de sérum préparé spécialement en vue de corriger le vice hémophilique ; le *13 novembre*, 18 centimètres cubes de sérum de lapin préparé.

Toutes ces injections n'ont donné lieu à aucun accident. La santé du malade est excellente ; pas d'accidents hémophiliques, mais on n'arrive pas par les injections de sérum, soit simple, soit préparé, à rendre son sang normal.

28 janvier 1907 (deux mois et demi après la dernière injection de sérum). — On lui applique un cautère au bras dans un but thérapeutique. *Le 2 février*, l'escarre se détache partiellement et cause une hémorragie telle que le lit est traversé de sang. *Le 3*, l'escarre enlevée, on applique une gaze imbibée de 10 centimètres cubes de sérum antidiphtérique, vieux de deux mois. *L'hémorragie s'arrête. Le 4*, on remet un pansement avec une poudre inerte. Mais une demi-heure après, l'hémorragie reprend et le malade, de lui-même, met un pansement de sérum qui arrête le sang. *Le 5*, il entre à Saint-Louis, dans le service du Dr Milian ; on l'injecte de 10 centimètres cubes de sérum antidiphtérique frais. Depuis lors, Bern... n'a plus saigné, et sa plaie, pansée tous les jours au sérum, se cicatrise sans nouvelle hémorragie.

20 mai. — L'état général du malade continue à être bon. Le malade a commencé à travailler, ce qu'il n'avait jamais pu faire, et apprend le métier d'horloger. Il semble que ses mouvements articulaires soient un peu plus libres.

On commence à lui donner le traitement thyroïdien (10 centigrammes de poudre sèche de corps thyroïde de Carrion).

28 mai. — Même état. — SANG VEINEUX. — Température de la pièce : 19 degrés. Le sang coule facilement, sa coloration est normale. Sédimentation lente donnant un cinquième de plasma en quarante minutes. Le plasma, translucide, est légèrement jaunâtre. La coagulation est nulle au bout d'une heure. Après six heures, le caillot plasmatique jaune, translucide, forme un cinquième de la hauteur ; le caillot cruorique est rouge, presque noir. Pas de rétraction. Pas de sérum.

1er juin. — Le malade se fait une légère coupure en se rasant et saigne à la suite pendant douze heures. Comme l'état général est bon et qu'il n'a pas eu d'accidents spontanés, on s'en tient au traitement thyroïdien.

24 juin. — La dernière injection de sérum date de quatre mois et demi. Le traitement thyroïdien dure un mois. L'état général est bon.

Examen du sang veineux. — Température de la pièce : 20 degrés. Coloration normale ; très fluide. Sédimentation très lente, semble débuter au bout de vingt minutes et donne deux septièmes de plasma en une heure. Le plasma translucide est légèrement jaune. Après quatre heures, la sédimentation est restée stationnaire. La coagulation est totale avec un caillot plasmatique jaunâtre et un caillot cruorique très foncé ; la rétraction du caillot est minime et s'est faite en sablier, laissant les deux tiers inférieurs du caillot cruorique non rétracté. Le sérum est jaune très clair. Pas de redissolution du caillot, mou et très friable, surtout le caillot cruorique. Pas de pigments biliaires.

1er juillet. — L'état général du malade est bon. Pas d'accidents spontanés ou provoqués. Une prise de sang démontre l'inefficacité du traitement thyroïdien en ce qui concerne la correction du sang. Après la prise, on pratique une injection de 20 centimètres cubes de sérum antidiphtérique de l'Institut Pasteur datant de juin 1907.

Examen du sang veineux (avant l'injection). — Température du laboratoire : 20 degrés. Sang très fluide, coloration normale.

I. — *Tube paraffiné. Sang pur.* — Sédimentation débute en dix minutes, donne un tiers de plasma en une heure vingt-cinq. Au bout de sept heures, la coagulation est nulle et le plasma forme la demi-hauteur de la couche sanguine.

II. — *Tube simple. Sang pur.* — La sédimentation débute plus rapidement en huit minutes. Elle est plus rapide et donne un tiers de plasma identique à celui du tube I en une heure dix. Mais elle s'arrête là, quoique la coagulation du plasma ne débute qu'au bout de trois heures onze minutes et que la coagulation ne soit totale qu'en six heures. La rétraction débute douze minutes plus tard, se fait en sablier. Elle est plus marquée pour le caillot plasmatique et ne se manifeste que pour le tiers supérieur du caillot cruorique, même au bout de sept heures. Le caillot plasmatique est gris jaunâtre; le caillot cruorique est rouge foncé. Ce dernier surtout semble mou et friable. Sérum jaune très clair et transparent.

III. — *Tube simple non paraffiné contenant : sang 3 centimètres plus 1 goutte de sérum antidiphtérique du mois de juin.* — Sédimentation débute comme dans le tube II. Très légèrement plus lente. Elle n'est complète qu'en une heure vingt-trois et donne alors un tiers de plasma. La coagulation débute en deux heures par le plasma. Elle se termine au bout de six heures. Le caillot, le mode et le type de la rétraction, le sérum sont identiques à ceux du sang pur.

IV. — *Tube simple contenant : sang 3 centimètres plus 1 goutte de chlorure de calcium à 1 0/0.* — La sédimentation et la coagulation présenteront la même légère correction qu'avec addition de sérum antidiphtérique. Les caractères du plasma, du caillot, de la rétraction du caillot et du sérum sont identiques à ceux du tube II et III.

2 juillet. — On constate que le tube I s'est coagulé dans la nuit. Tous les tubes présentent le même aspect de coagulation plasmatique avec rétraction faible et incomplète en sablier.

Les caillots n'ont pas subi de redissolution, mais sont mous et friables.

2 août. — Le malade vient, parce qu'à la suite d'une coupure de rasoir il a saigné hier pendant plusieurs heures.

Depuis un mois, il a continué à travailler et s'est fatigué. Il sent dans l'épaule droite des craquements et a eu, au niveau du poignet droit, qui manie constamment la lime, une tuméfaction transitoire.

Examen du sang. — I. — *Sang du doigt :* Très fluide et foncé. Hémoglobine plus de 100 avec l'appareil de Sahli. Hématies : 6.784.000. Sans modifications dans les dimensions ni dans la forme. Leucocytes : 7.200. Pas de formes anormales.

II. — *Sang veineux :* Foncé et fluide. La sédimentation n'a pas varié. La coagulation, nulle au bout d'une heure et demie, n'a pu être surveillée d'une façon rigoureuse, mais, d'après la marche de la sédimentation, elle a dû se faire environ en six heures.

3 août. — On constate la rétraction du caillot. Rétraction en sablier portant sur tout le caillot plasmatiqne gris jaunâtre et sur les deux tiers supérieurs du caillot cruorique très foncé. La rétraction du caillot est plus forte que dans tous les examens précédents.

4 août. — La piqûre du doigt a longtemps saigné la veille. Au contraire, une nouvelle piqûre faite ce jour au doigt donne une hémorragie facilement arrêtée avee un pansement de sérum antidiphtérique. On mesure l'index calcique du sang capillaire et l'on trouve 0,324, au lieu de 1,55, chiffre normal. On pratique une injection de 15 centimètres cubes de sérum antidiphtérique du mois de juillet.

6 août. — Même état général du malade. Les craquements persistent dans l'épaule. De plus, le poignet droit présente une légère enflure. Pas de fièvre. Examen négatif de tous les organes. On constate simplement un léger état gastro-intestinal avec présence d'urohématine et traces d'indican dans les urines.

7 août. — Même état général, mais la tuméfaction du poignet a disparu. L'examen du sang du doigt montre un index calcique notablement élevé égal à 0,6625.

25 août. — Les douleurs articulaires provoquées par les mouvements persistent et le malade ne pouvant convenablement se reposer chez lui, il est admis à l'hôpital Lariboisière, dans le service du Dr Launois. On lui fait des applications de salicylate de méthyle qui calment les douleurs.

Analyse des urines : Volume 1 lit. 75 par vingt-quatre heures. Réaction légèrement alcaline (sans doute par séjour dans le bocal).

Ni sucre, ni albumine, ni sang. — *Urée* : 16 gr. 133 par litre ; 28 gr. 35 par vingt-quatre heures.

Chlorures : 14 gr. 917 par litre ; 26 gr. 10 par vingt-quatre heures.

Phosphates : 1 gr. 40 par litre ; 2 gr. 45 par vingt-quatre heures.

Au microscope, pas d'éléments figurés.

20 août. — Le repos et les applications de salicylate semblent bien agir, sans supprimer toutefois les craquements articulaires.

Etant donné son index calcique faible, on administre au malade 4 grammes de chlorure de calcium en potion quotidienne.

30 août. — *Epreuve du bleu de méthylène :* 0 gr. 05 de bleu en injection. Début de l'élimination au bout d'une heure environ. Maximum en quatre heures : Dosage un quart de la dose éliminée sous forme de bleu et de chromogène pendant les vingt-quatre premières heures.

Elimination progressivement décroissante prolongée quatre jours.

3 septembre. — A 11 heures, l'urine ne contient plus ni bleu ni chromogène.

5 septembre. — Etat général bon. Fatigue articulaire et craquements persistants.

7 septembre. — Le malade, très amélioré, sort de l'hôpital. La gêne articulaire persiste encore. Le malade a pris 4 grammes de chlorure de calcium pendant dix-huit jours. Il ne saigne plus, même en s'arrachant un poil en se rasant.

Examen du sang veineux. — Température 22 degrés. Coloration normale. Sang très fluide.

Tube I. — *Sang pur :* Sédimentation débute en trente minutes, très lente, donne un tiers de plasma jaunâtre, translucide. Coagulation complète en cinq heures.

Tube II. — *3 centimètres de sang plus 1 goutte de sérum*

antidiphtérique. — Sédimentation débute en dix minutes, un peu plus rapide que pour le sang pur. Plasma identique au tube I : Coagulation complète en cinq heures.

Tube III, 3 centimètres de sang plus I goutte de chlorure de calcium, au 1/100. — En tout comparable au tube II.

Le lendemain, le sang pur ne s'est pas rétracté. Dans le tube II et le tube III, rétraction faible en sablier. Pas de redissolution du caillot.

Octobre 1907. — Le malade sorti de l'hôpital a pris tous les jours 1 gramme de salicylate de soude. Il a repris son travail, mais la gêne articulaire persiste encore en partie. L'état général est bon.

CONCLUSIONS

I. — L'hémophilie, maladie très anciennement connue et bien étudiée au point de vue clinique par la thèse de Grandidier, a été remise à l'ordre du jour à la suite des travaux sur la coagulation du sang publiés depuis 1904 par divers auteurs : citons seulement les noms de Sahli, P.-Emile Weil, Moravitz, Nolf.

II. — Une des manifestations les plus intéressantes de l'hémophilie est l'arthropathie hémophilique.

III. — L'arthropathie hémophilique survient surtout dans la deuxième enfance ; elle est plus fréquente chez les garçons que chez les filles, plus fréquentes dans les pays du Nord que dans ceux du Midi où elle est pour ainsi dire inconnue.

IV. — La caractéristique clinique des arthropathies hémophiliques c'est leur retour périodique ; elles reviennent en effet à des intervalles presque réguliers, par poussées cycliques.

V. — L'arthropathie hémophilique est habituellement une manifestation de la grande hémophilie familiale : le cyclisme des accidents, l'importance des phénomènes graves, l'examen du sang permettent de l'affirmer.

VI. — On peut, pour le moment du moins, distinguer deux variétés d'hémophilie familiale : une variété héréditaire et une variété non héréditaire.

VII. — La pathogénie de l'hémophilie est encore fort obscure ; néanmoins le vice de coagulation, qui en est l'une des caractéristiques, paraît lié à un défaut soit en quantité, soit en qualité de l'une au moins des substances qui président à la coagulation du sang normal.

VIII. — Le diagnostic de l'arthropathie hémophilique embarrasse souvent le chirurgien. Il importe cependant qu'il soit précoce afin d'éviter une intervention inopportune et presque toujours nuisible. Ce sont les commémoratifs, l'interrogatoire qui permettront de rapporter l'hémarthrose hémophilique à sa véritable cause.

IX. — Le pronostic d eces arthropathies est toujours grave par la cause qui leur a donné naissance, l'hémophilie elle-même, qui peut emporter le malade dans une hémorragie foudroyante.

X. — Jusqu'à ces dernières années, le traitement était purement symptomatique et prophylactique sans grands résultats d'ailleurs. Maintenant la thérapeutique est mieux armée contre l'hémophilie en général, et les injections de sérum de cheval ont donné d'excellents résultats tant dans les autres manifestations de l'hémophilie elle-même que dans les arthropathies en particulier.

BIBLIOGRAPHIE

Batut. — Hémarthrose spontanée du genou ; mort lente par hémophilie. Société médico-chirurgicale de la Drôme. In Tribune médicale, 27 mars 1909.

Bovis (de). — De l'hémophilie chez la femme. Semaine méd., 1905.

Broca. — Leçons cliniques de chirurgie infantile, 2e série. Paris, 1905.

— Hémostase chez les hémophiles. Société de chirurgie, mars 1907.

— Traitement des hémorragies chez les hémophiles. Revue générale de clinique et de thérapeutique, 1908.

Brook. — Traitement de l'hémophilie. Brit. med. journ., 1901.

Cadet de Gassicourt. — France médicale, 1876.

Carrière. — Hémophilie. Rapport au Congrès de médecine. Paris, 1907.

Comby. — Hémophilie in Traité des maladies de l'enfance.

Constantin (Paul). — Rhumatisme hémorragique. Archives générales de médecine, décembre 1864.

Courtin. — Arthropathies des hémophiles. Gazette hebdomadaires des sciences médicales de Bordeaux, 1902.

Cruet. — Hémophilie articulaire. Presse médicale, 9 septembre 1908.

Eliçagaray. — Thèse de Paris, 1907.

Fry. — The successful treatment of hemophilia by the injections of serum. New-York Academy of Medecine, 1896.

Grandidier. — Die Hemophilie oder die Bluterkrankheit. Leipzig, 1855.

Gayet. — Artropathies et hématomes diffus chez les hémophiles. Société de médecine et de chirurgie, 1895.

Hugues. — Diathèse hémorragique et rhumatismale héréditaire. Transylvania journal, avril 1832 et The American journal of med. sc., février 1833. In Archives générales de médecine, octobre 1833.

Kœnig (Franz). — Sammlung Klinischer Vortræge, 1892.

Laroche et *Vaucher.* — L'hémophilie. Progrès médical, 22 mai 1909.

Launay. — Arthropathies et hématome. Thèse de Paris, 1899.

Ligorio. — Contribution à l'étude des arthropathies hémophiliques. Settimana med. dello Sperimentale, 1898.

Lion. — L'Hémophilie. In Brouardel-Gilbert.

Luton. — Rhumatisme hémophilique. Union médicale des sciences du Nord-Est. Reims, 1880.

Meynet. — Des arthropathies. Thèse de Lyon, 1895.

Morawitz et *Lossen.* — Ueber Hœmophilie. Deutsche. Archiv. f. Klin. Mediz. Leipzig, 1908.

Nolf. — Nature et traitement de l'hémophilie. Scalpel et Liège médical, août 1908.

Nove-Josseran. — Observations d'arthropathies hémophiliques. C. R. de la Société de chirurgie de Lyon, 1899 et Province médicale, 1899.

Percy-Kidd. — Hémophilie avec arthropathie du genou. Lancet, 1900.

Piollet. — Arthropathies des hémophiles. Gazette des hôpitaux. Paris, 1902.

Poncet. — Observation d'hémophilie. Lyon médical, 1871.

Sabrazès et *Cabannes.* — Arthropathies des hémophiles, leur diagnostic radiographique. Gazette hebdomadaire des sciences médicales de Bordeaux, 1898.

Sahli. — Ueber der Wesen der Hemophilie Zeit f. Blin. med., 1904.

Stella (de). — Pathologie et traitement de l'hémorragie. Société de médecine de Gand, 2 juin 1908.

Tardieu. — Observation de diathèse hémorragique avec douleurs articulaires. Archives générales de médecine, 1841.

Thébaud. — Contribution à l'étude des arthropathies hémophiliques et de leur diagnostic par la radiographie. Thèse de Bordeaux, 1898.

Emile-Weill (P.). — L'hémophilie pathogénie et sérothérapie. Presse médicale, 18 octobre 1905.

— Sérothérapie de l'hémophilie. C. R., 23 octobre 1905.

— Recherches cliniques et physiopathologiques sur l'hémophilie d'après six cas. Société médicale des hôpitaux, 2 novembre 1906.

— Des injections de sérum sanguin frais dans les états hémorragipares. Société médicale des hôpitaux, 18 janvier 1907.

— Traitement de l'hémophilie. Congrès de médecine. Paris, 1907.

— Un cas d'hémophilie spontanée à type de grande hémophilie familiale. Société médicale des hôpitaux, 23 août 1908.

Emile-Weil et *Boyé.* — Histoire d'une famille d'hémophiles. La petite hémophilie familiale. Société médicale des hôpitaux, 24 octobre 1908.

Emile-Weil(P.) et *Claude.* — Histoire d'un grand hémophile. Congrès de médecine. Paris, 1907.

TABLE DES MATIÈRES

Imp. de la Faculté de Médecine, HENRI JOUVE, 15, rue Racine, Paris.

www.ingramcontent.com/pod-product-compliance
Ingram Content Group UK Ltd.
Pitfield, Milton Keynes, MK11 3LW, UK
UKHW021635260726
13994UKWH00003B/1195

9 782329 111902